TRAITEMENT CURATIF

DES DILATATIONS VARIQUEUSES DES VEINES SUPERFICIELLES

DES MEMBRES

AINSI QUE DE LA CIRSOCÈLE

PAR LA MÉTHODE DU SIMPLE ISOLEMENT D'UN OU PLUSIEURS POINTS
DU TRAJET DES VAISSEAUX,

Par M. RIGAUD,

professeur de clinique chirurgicale des facultés de Strasbourg et Nancy.

Je désire, dans ce travail, faire connaître une nouvelle méthode opératoire pour la guérison radicale des dilatations variqueuses des veines superficielles, particulièrement celles des membres inférieurs, ainsi que celles qui constituent le varicocèle du cordon spermatique (cirsocèle).

Cette méthode est exempte des vrais dangers des diverses opérations qu'on a pratiquées souvent et depuis longtemps sur les veines. J'aime à croire qu'après avoir connu tous les détails circonstanciés de 160 cas d'opérations dont 140 sur des varices des membres inférieurs et 19 sur des cirsocèles, cas tous authentiques puisqu'ils se sont accomplis dans une grande clinique chirurgicale officielle, les chirurgiens voudront bien expérimenter et pratiquer la méthode que je mets journellement en usage depuis 24 ans; chacun alors pourra être édifié et en apprécier toute la valeur.

C'est en 1851 que je fus amené, par des circonstances particulières de ma pratique, à instituer la méthode que je viens préconiser et dont je veux et puis facilement montrer les avantages réels et constants; je puis même ajouter qu'elle a rempli, dans une circonstance extrêmement grave et qui semblait devoir être le plus éloignée qu'on puisse l'imaginer, de son ressort d'action, des indications formelles avec un succès complet et dont on n'aurait jamais pu, de prime abord, entrevoir l'efficacité.

Je communiquerai ce cas remarquable en terminant la lecture de mon travail.

Je pourrais dire ici toutes les phases et toutes les péripéties par lesquelles j'ai passé, avant d'arriver à instituer la méthode définitive de l'*isolement simple*, ou du *simple isolement*, comme on voudra, des veines superficielles variqueuses, qu'il est souvent si utile d'oblitérer d'une manière définitive, tant pour faire disparaître les inconvénients sérieux qu'elles entraînent à leur suite, et par elles-mêmes, que pour guérir des affections souvent incurables sans cette oblitération.

Les détails que renferme mon mémoire adressé à l'Institut pour le prix Barbier sont trop longs, je veux les abréger autant que possible : je me bornerai donc à rappeler, qu'après avoir souvent pratiqué, à l'exemple de A. Bérard, de J. Cloquet, de Bonnet (de Lyon) et de bien d'autres, la cautérisation des varices des membres inférieurs, avec le caustique de Vienne appliqué sur la peau, je fus amené à reprendre la manière de faire que conseille Celse, qui voulait qu'on mît la veine variqueuse à découvert, pour en pratiquer la cautérisation directe et immédiate. Je vis pourtant bientôt l'incertitude et les dangers de cette pratique, et j'en vins d'abord à l'idée d'isoler la veine dans toute sa circonférence, puis, à glisser au-dessous d'elle un corps protecteur quelconque, et à la toucher alors légèrement avec le caustique ; ce fut à une cirsocèle que pour la première fois j'appliquai ce procédé; eh bien ! encore, je reconnus un peu plus tard que cette manière de faire avait aussi ses incertitudes et ses dangers : ce n'en fut pas moins un grand pas que je fis vers l'idée de la méthode définitive que nous verrons tout à l'heure.

Après cette indication rapide et rétrospective des faits relatifs au traitement chirurgical des varices des membres, par la cautérisation au moyen de la pâte de Vienne (seule substance caustique que j'ai employée), je formai le projet et j'entrepris d'attaquer les varices du cordon spermatique par le même caustique, mais avec cette nouvelle condition essentielle, si toutefois je trouvais le moyen de la remplir, de ne pas m'exposer à détruire l'artère spermatique et le canal déférent, car le remède serait pire que le mal ; autant vaudrait-il revenir à la castration, qui fut plus d'une fois mis en usage au temps de la barbarie chirurgicale. Ce fut en présence d'un cas de cirsocèle qui s'offrit à moi en 1848, que je réalisai le premier progrès essentiel vers la découverte de la méthode *d'isolement simple* des veines à oblitérer, mais à laquelle je n'arrivai qu'un peu plus tard.

Dans une thèse soutenue devant la Faculté de médecine de Strasbourg, le 22 mai 1852, M. Prunaire, après avoir donné les détails du procédé que je suivais alors, rapporte les 7 cas d'opérations que j'avais pratiquées avec succès complet jusqu'à cette époque, et que je qualifie de faits de la première catégorie, c'est-à-dire, ceux où les cirsocèles ont été opérées par isolement du paquet variqueux, suivi d'une légère cautérisation avec le caustique de Vienne, à l'état semi-liquide. J'extrairai seulement de la thèse de M. Prunaire l'observation de M. Carrare, intéressante à divers points de vue de l'histoire générale de cette affection, et je la ferai suivre de celle qui, par l'accident qui survint, me conduisit à l'établissement de la méthode définitive, le simple isolement.

Obs. IV de la thèse. — *Varicocèle gauche.* — M. C..., né en Suisse, étudiant en médecine à Strasbourg, que je vis pour la première fois au commencement de l'hiver de 1849 à 1850. Le début de l'affection remontait à une époque assez reculée ; depuis deux ans environ le malade éprouvait des douleurs lancinantes passagères dans le testicule gauche, avec sensation de pesanteur et de tiraillement, remontant parfois jusqu'à la région lombaire et cela surtout en été après une station debout longtemps prolongée : en hiver toute incommodité disparaissait.

Au printemps de 1848 les symptômes s'aggravent ; le malade reconnaît le mal dont il était atteint ; la tumeur s'étendait du canal inguinal à l'épididyme, où elle formait un paquet volumineux qui diminue par la pression et le repos au lit ; il augmente dans la station debout et dans les efforts. Les douleurs deviennent plus fréquentes et plus vives et les tirsillements insupportables ; profonde mélancolie, idées de suicide.

(Suspensoir, lotions astringentes, etc., etc.); ces précautions ne servaient qu'à diminuer la sécrétion cutanée abondante du côté malade et l'odeur qu'elle répandait.

Pendant trois mois, je me refusai à opérer M. C...; c'était un de nos élèves, éloigné de sa famille et étranger à la France ; pourtant je cédai à ses pressantes sollicitations, surtout voyant l'état de profonde mélancolie et de désespoir dans lesquels il tombait chaque jour de plus en plus.

Opération. Le 7 février 1850. — Incision des enveloppes du cordon, isolement et séparation du paquet veineux d'avec le canal déférent et l'artère ; légère cautérisation avec le caustique de Vienne. — Le 22 février, l'escarre tombe ; la tuméfaction des bourses a presque totalement disparu ; les bourgeons charnus se développent et comblent l'espace qui sépare les deux extrémités du faisceau veineux cautérisé et rompu.

Le 9 mars, la cicatrisation est terminée ; la cicatrice est linéaire, longue de 3 centimètres ; elle rétracte le scrotum et soulève le testicule de ce côté. Mais voici maintenant un détail d'une haute importance : *le testicule gauche avait éprouvé, pendant la durée de l'affection, une très-considérable diminution de grosseur, l'organe de ce côté était réduit à la grosseur d'un haricot de petit volume; eh bien, il reprit, après la guérison complète et en assez peu de temps, sa grosseur normale et égale à celle du côté opposé.*

Huitième observation, toujours de la même catégorie. Isolement suivi de cautérisation. Cette fois encore un accident grave survint, ce qui me conduisit à l'établissement de la méthode d'isolement simple et sans aucune cautérisation des varices qu'il faut oblitérer pour obtenir la guérison radicale des veines du cordon et de celles des membres (méthode qui est maintenant la seule que je viens ici préconiser). Voyons d'abord ce huitième et dernier cas de la première catégorie.

Je procédai exactement de la même manière dans ce cas que dans les 7 cas que renferme la thèse de M. Prunaire, mais, par suite de l'extension du caustique bien au delà des limites prévues, l'artère et le canal déférent furent atteints, quoique j'eusse pris les mêmes précautions que précédemment pour les mettre à l'abri; la quantité de caustique avait sans doute été un peu trop grande : le testicule fut frappé de mort, la chute des escarres se fit lentement et la guérison s'acheva sans dangers nouveaux, mais le testicule gauche était perdu.

Profondément affecté de ce fâcheux résultat, je cherchai comment je pourrais prévenir le retour d'un tel malheur. Alors, il me revint en mémoire le souvenir de cette curieuse circonstance, qui, jusque-là, n'avait pas suffisamment fixé mon attention, à savoir que, au moment où j'avais mis à nu le paquet variqueux du cordon, chez plusieurs de mes opérés et plus particulièrement chez le dernier, aussi bien que dans plusieurs cas où j'avais mis à découvert, à la manière de Celse, les veines des membres, ces vaisseaux, étaient revenus sur eux-mêmes, leur minces parois s'étaient rétractées et avaient perdu leur transparence; elles s'étaient, en quelque sorte épaissies par leur retour sur elles-mêmes au point de perdre en peu d'instants, dans quelques occasions, la moitié de leur volume. Ce fut un trait de lumière; ne pouvais-je pas espérer que, sous l'influence de la seule action de l'air, la rétraction du tissu veineux bien isolé de toutes parts, et peut-être aussi l'influence de l'air sur le sang, à travers la mince épaisseur des parois vasculaires, pourraient aller jusqu'à l'occlusion de la veine, où des coagulums se formeraient et qu'elle serait ainsi définitivement oblitérée? Alors, plus de danger à redouter de l'action trop étendue du caustique, dont je supprimerais entièrement l'emploi.

Guidé par cette heureuse pensée, je résolus d'appliquer cette nouvelle méthode à la première occasion qui m'offrirait soit des varices des membres, soit une cirsocèle, où je trouverais l'indication formelle d'opérer. Ceci se passait en 1851 ; bientôt cette bonne fortune m'advint, et aussitôt je fis l'application des idées et des principes auxquels je m'étais arrêté, sur deux malades atteints de varices des membres pelviens. Voici ces deux faits décisifs.

MÉTHODE DE L'ISOLEMENT SIMPLE.

Obs. I. — *Varice des jambes, isolement simple.*

Georges Schilling, ouvrier brasseur, 31 ans, entré à la clinique chirurgicale de Strasbourg, le 29 juillet 1852. Constitution molle, tempérament lymphatique.

Depuis quatre ans, il est atteint de varices aux deux jambes, mais surtout à la jambe droite, où il s'est produit, au tiers inférieur, un ulcère variqueux fort étendu. Les varices sont volumineuses, flexueuses, et présentent des renflements (ampoules) en divers points.

Une incision longitudinale au tiers supérieur de la jambe et dans le sens de la veine, sur un pli transversal soulevé par un aide et par l'opérateur, met la veine à découvert ; le vaisseau est détaché complétement des parties sous-jacentes, et soulevé par un morceau de sonde de gomme élastique passé au-dessous de lui et dont les deux bouts sont réunis au moyen d'un fil lâche, qui ne la comprimait pas et qui ne la touchait même pas, car la sonde était courbée en arc. Le vaisseau fut ainsi laissé exposé à l'air.

Le surlendemain, l'oblitération de la veine et de ses affluents par des caillots est complète ; les veines étaient devenues consistantes, roulant sous le doigt et ne se laissaient pas déprimer. La plaie est en bon état, un peu de rougeur au pourtour.

Le 4e jour, la veine semble vouloir se ramollir et se rompre.

Le 7e jour, la veine exposée à l'air présente en un point une sorte de détritus qu'emporte le lavage et elle est séparée en deux bouts ; la plaie marche rapidement vers la guérison et le malade est parfaitement en état de sortir de l'hôpital après un séjour de 2 semaines, l'ulcère est presque entièrement guéri.

Obs. II. — *Varices des jambes. — Isolement simple. — Guérison.*

Eissenauer (Jean), maçon, 48 ans, est atteint depuis une quinzaine d'années d'un grand nombre de varices qui se réunissent toutes dans le tronc commun de la saphène interne.

Il y a 9 ans qu'il eut une fracture de la jambe, avec contusion violente ; celle-ci sous l'influence des varices, se convertit en ulcère variqueux de la grandeur de la paume de la main et très-douloureux.

Opération le 6 novembre 1852. — Après avoir préalablement fait marcher le malade pendant plusieurs heures, une ligature peu serrée au moyen d'une bande à saignée est placée au milieu de la cuisse et la saphène est mise à nu et isolée au tiers inférieur de cette section du membre inférieur, une sonde élastique est passée au-dessous et fixée comme dans le cas précédent et la veine est laissée exposée au contact de l'air, etc., etc.

Le 19 novembre, 6 jours après l'opération, la veine se rompt spontanément et laisse échapper la sonde, pansement simple.

Le 1er décembre, l'ulcère variqueux est complétement cicatrisé et la plaie qui a servi à mettre la veine à découvert et à l'isoler, est en pleine voie de guérison. Eissenauer quitte l'hôpital avant la fin du mois.

Après ces deux faits décisifs , ne me trouvais-je pas entraîné nécessairement à faire. l'application de la méthode d'isolement simple que je viens de faire connaître dans les deux cas précédents, où je venais de l'appliquer aux veines des membres, n'étais-je pas forcément conduit à la mettre en usage, pour la guérison de la cirsocèle, où elle me mettrait certainement à l'abri du fatal accident que j'ai rapporté et dont je vous ai donné le très-court résumé.

Voici le fait remarquable qui fonda définitivement, je puis le dire, la nouvelle méthode appliquée à cette affection (la cirsocèle) qui parfois, est très-sérieuse ou même très-grave, et depuis lors je n'en ai jamais employé d'autre, tant pour la cirsocèle que pour les varices des membres.

Mais avant d'aller plus avant, quelques mots seulement sur l'affection elle-même.

Dans l'histoire générale de la *cirsocèle* il se présente deux cas, celui où l'affection n'occasionne au malade qu'une incommodité légère, et celui où cette maladie est le point de départ d'inconvénients plus ou moins grands, de souffrances cruelles, qui vont parfois jusqu'à rendre la vie insupportable et ont même été jusqu'à porter au suicide les malheureux qui en étaient affectés. Ce dernier fait avancé par nombre d'auteurs et de praticiens et que je croyais entaché d'exagération, m'est avéré maintenant par l'observation de M. Carrare dont je vous ai donné le résumé avec certains détails très-remarquables à différents points de vue. M. le Dr Bergeron m'a dit avoir observé un fait analogue dans le service de M. le professeur Richet.

Dans le cas où le varicocèle du cordon n'est pour celui qui le porte, qu'une incommodité légère, le traitement palliatif seul est indiqué : dans le cas contraire l'opération est nécessaire et le chirurgien est parfaitement autorisé à agir.

ÉTABLISSEMENT DÉFINITIF DE LA MÉTHODE.

Obs. I. — *Cirsocèle opérée par la méthode de l'isolement simple.*

M. M..., jeune homme de 30 à 31 ans, de Saint-Laurent, près d'Épinal, vint réclamer mes soins, en août 1854, pour une cirsocèle gauche. (Dans l'espace de 40 années, soit dans les divers services des hôpitaux de Paris, soit pendant les quatre années de l'exercice de mes fonctions comme membre du bureau central, et depuis, dans l'hôpital de Strasbourg, où j'ai professé la clinique chirurgicale pendant trente ans, ainsi que dans ma pratique privée, je n'ai vu que deux cas de cirsocèle du côté droit, et encore l'un des deux, fort peu considérable, accompagnait-il une cirsocèle volumineuse du côté gauche.)

La dilatation variqueuse des veines du cordon spermatique était pesante et fort gênante pour le malade, et de temps à autre, elle lui causait de vives douleurs, ce jeune homme désirait beaucoup en être débarrassé et croyait qu'à cette seule condition il pourrait songer à se marier.

Je m'efforçai de l'éclairer sur ce point, et l'engageai à se borner à l'usage d'un suspensoir, à des applications froides et astringentes, à veiller à la complète liberté du ventre; mais il n'en persista pas moins à réclamer une opération curative et j'y accédai.

Après chloroformation complète, un large pli transversal fait à la peau des bourses, sur le milieu de la tumeur variqueuse, fut sectionné jusqu'à sa base; les lèvres de la plaie, largement écartées, laissèrent voir les vaisseaux groupés, tortillés, enroulés en quelque sorte et d'une coloration bleu noirâtre très-prononcée, en raison de l'amincissement des parois veineuses.

Le canal déférent et l'artère spermatique, ou les artères spermatiques (nous en trouvâmes deux), furent isolés avec le soin minutieux que commandait le peu d'épaisseur des vaisseaux dilatés, dont nous observâmes, en cet instant et avec une grande attention, le reserrement, la notable diminution de leur volume, l'augmentation de leur opacité qui leur rendit une couleur grisâtre et enfin leur accroissement de densité, qui rendit leur isolement moins dangereux à la fin de l'opération. Alors un ruban de linge double, de la largeur de deux travers de doigts, fut passé sous le paquet variqueux que nous recouvrîmes de charpie sèche; la charpie, maintenue par un léger bandage, constitua tout le pansement.

Le 3e jour, la suppuration établie nous permit de renouveler la charpie et le ruban de linge que nous passâmes avec précaution; mais déjà le paquet vasculaire était comme momifié; les jours suivants nous remarquâmes qu'il s'amincissait rapidement et le dixième jour il se rompit tout seul, après s'être étiré de plus en plus et s'être réduit à la grosseur d'un simple cordonnet; les deux petits moignons du paquet variqueux, solides, durs et parfaitement cicatrisés, assuraient la guérison radicale : aucun accident ne survint, et nous n'observâmes rien de plus que l'inflammation suppurative inévitable et même nécessaire.

M... n'avait ressenti, peu de temps après l'opération, qu'une légère douleur, assez insignifiante, dans le trajet inguinal, aucune fonction ne fut troublée.

Au bout de trois semaines, il était complétement guéri.

J'ai revu M... à Saint-Laurent, un an après son opération; il était complétement débarrassé de sa cirsocèle et des incommodités qui l'avaient accompagnée. Ce que je constatai avec le plus grand soin, c'est la conservation parfaite du volume de son testicule gauche, qui était aussi gros que celui du côté droit; la sécrétion du sperme était normale et l'année suivante M... se maria; il me fit ultérieurement connaître, à diverses reprises, qu'il était père de plusieurs enfants d'une superbe organisation, ajoutant chaque fois : « Conservation de ma guérison complète. »

Ce fut ainsi désormais que je mis en pratique, pour la maladie en question, ce traitement si simple, radical et tout à fait exempt de dangers qui lui soient propres. J'ai toujours eu, depuis, le bonheur de voir le paquet veineux ainsi isolé de toutes parts et simplement exposé à l'air, cela dans une longueur de 4 à 5 centimètres, s'oblitérer, se dessécher, se momifier et le plus souvent bientôt se rompre spontanément, de manière à assurer une guérison absolue. Dans deux cas, le paquet veineux oblitéré et complétement solidifié, non rompu, mais transformé en un cordon fibreux, se recouvrit de bourgeons charnus, après l'exfoliation de quelques lames superficielles, et la guérison fut également parfaite et définitive.

Obs. II. — *Cirsocèle simple* (1854).

M. M..., pasteur à Oberbronn, 32 ans, vint à Strasbourg me réclamant avec instances une opération capable de le guérir d'une cirsocèle douloureuse et extrêmement incommode, dont il était porteur depuis 8 à 9 ans; les souffrances et la gêne extrême allaient toujours en s'accroissant; du reste, sa santé n'en était pas sérieusement influencée, mais il se sentait entraîné vers une profonde mélancolie.

Les conditions me paraissant favorables au succès d'une opération, je cédai au désir exprès et instant du malade. L'opération fut très-simple et l'artère spermatique fut très-facilement distinguée des veines, au toucher et même à la vue; et une lame de diachylum gommé de la largeur de 3 centimètres fut passée sous les veines, pour les séparer complétement du canal déférent et de l'artère.

La réaction inflammatoire fut peu intense, la suppuration s'établit, elle fut peu abondante et il n'y eut que peu de douleurs le long du cordon vers l'abdomen. Le faisceau veineux se rompit et en trois semaines la guérison était complète.

Toutes les incommodités dont se plaignait M. M... avant l'opération ne se firent plus sentir; la marche était parfaitement libre et le sentiment de pesanteur avait complétement disparu; le testicule conserva son volume normal.

Obs. III. — *Cirsocèle.* — *Isolement simple* (1854).

M. X..., de Belfort, entré à l'hôpital de Strasbourg, portait une cirsocèle gauche de volume considérable et qui déterminait un sentiment de pesanteur extrêmement pénible, avec véritables douleurs qui s'étendent jusque dans la région des reins et dans la fosse iliaque interne; constipation habituelle; épididyme un peu augmenté de volume, non douloureux à la pression. Opération : simple isolement des veines.

Incision de la peau sur un pli transversal dans une étendue de 3 à 4 centimètres. Le plexus pampiniforme, isolé de toutes parts, fut soulevé avec un ruban de caoutchouc de la largeur de deux travers de doigts et recouvert avec un plumasseau de charpie sèche.

Dix jours suffirent pour amener la rupture spontanée du paquet veineux et la plaie tégumentaire fut promptement cicatrisée. Le testicule avait conservé son volume et l'épididyme avait repris le sien : plus de douleurs et le malade nous disait qu'il éprouvait un véritable soulagement du sentiment de pesanteur qu'il ressentait auparavant. Je dois ajouter qu'après la cicatrisation de la plaie, il se forma un petit noyau inflammatoire, suivi de suppuration, au-dessus de l'angle supérieur de la cicatrice, ce qui retarda le retour du malade dans ses foyers, mais qui dès qu'il fut ouvert se cicatrisa rapidement.

Obs. IV. — *Cirsocèle. — Isolement simple* (1857).

M. X..., instituteur dans le Haut-Rhin, vient à l'hôpital de Strasbourg, réclamant l'opération qui devait le guérir de la cirsocèle qu'il portait à gauche et qui le gênait souvent beaucoup, pendant l'exercice de ses fonctions et le rendait, nous dit-il trop irritable, ce dont il voulait guérir, car c'était pour lui, vis-à-vis des enfants dont il dirigeait l'école, un inconvénient grave, un véritable malheur.

L'opération faite, tout marchait rapidement vers la guérison, lorsqu'il survint un phlegmon dans le trajet inguinal; le phlegmon traité avec l'énergie que comportait l'état général du malade, suppura et la suppuration ayant suivi le trajet du cordon, vint s'échapper sous l'angle supérieur de la plaie, qui très-heureusement avait été prolongée un peu plus haut que nous n'avions eu d'abord l'intention de le faire.

Après cinq semaines de séjour à l'hôpital, M. X... sortit entièrement guéri et heureux du parti qu'il avait pris de venir se faire opérer.

Chez notre instituteur le paquet veineux isolé, ne se rompit pas; il se transforma en une sorte de cordon fibreux auquel le testicule resta suspendu. Fallait-il appréhender que quelque branche vasculaire redevînt perméable et exposât le malade à une sorte de récidive? Tout à l'heure nous verrons un cas semblable de non rupture, mais nous n'avons eu aucune connaissance de la réapparition de quelques veines variqueuses.

Obs. V. — *Cirsocèle. — Isolement simple* (1860).

L... entre à l'hôpital de Strasbourg ; varicocèle peu volumineux mais fort douloureux, malgré l'usage du suspensoir.

L'opération fut ce qu'elle avait été dans les cas précédents; seulement les veines étant bien isolées, nous remarquâmes que l'artère spermatique était infiniment grêle, nous eûmes beaucoup de peine à en sentir les battements, ce qui nous fit rechercher si nous n'en découvririons pas une seconde branche au milieu des veines, et c'est en effet ce que nous trouvâmes; nous la séparâmes avec soin et nous la rejettâmes en arrière avec l'autre branche artérielle et avec le canal déférent, les séparant ensemble du paquet variqueux. Un mois après son entrée à l'hôpital, il en sortit totalement guéri. Le résultat définitif fut excellent, et le testicule conserva tout son volume.

Obs. VI. — *Cirsocèle. — Isolement simple*.

M. X... vint s'établir, à la Toussaint, 1862, maison de santé de Strasbourg, pour se faire débarrasser d'un varicocèle déjà ancien et dont il faisait remonter l'origine à 8 ou 9 années. Le malade, qui se plaignait de douleurs assez vives, voulait se marier et considérait son varicocèle comme une maladie honteuse; je m'efforçai en vain de le rassurer. Le coït, disait-il, produisait une augmentation notable du volume de la tumeur, et s'accompagnait de sensations douloureuses.

Je procédai comme précédemment, et le résultat fut également et parfaitement heureux. Ici, nous eûmes l'occasion d'observer pour la seconde fois que le paquet veineux isolé ne se rompit pas et se transforma en un cordon fibreux continu.

OBS. VII. — *Cirsocèle.* — *Isolement simple* (1865).

Schr. (Louis), maçon, 35 ans, fut opéré comme les six malades précédents. Tout marcha régulièrement durant les deux semaines qui suivirent l'opération ; la plaie se couvrait de bourgeons charnus, lorsque survint la pourriture d'hôpital, de forme pulpeuse. Une couche épaisse de camphre pulvérisé dont je couvris la plaie deux fois par jour, et un traitement général approprié (infusions diaphorétiques, vin et sirop de quinquina, purgatifs, régime nutritif et tonique) eurent raison de cette complication en moins de huit jours. Elle marcha dès lors rapidement vers la cicatrisation, et sept semaines après l'opération, Schr. était complétement guéri.

Intégrité parfaite du testicule.

OBS. VIII. — *Cirsocèle.* — *Isolement simple.*

Muller (David), 25 ans, forgeron (20 novembre 1867). Douleurs dans le testicule gauche depuis huit semaines environ, survenues sans cause appréciable et devenues de plus en plus fortes ; gonflement sous l'influence de la marche et de la fatigue. Le repos au lit faisait notablement diminuer le volume et les douleurs.

A l'entrée du malade à l'hôpital, nodosités variqueuses des veines du cordon ; celles du côté droit paraissent aussi légèrement dilatées.

Opération le 20 novembre 1867, le malade étant chloroformé.

Comme dans les observations précédentes, incision de la peau, puis isolement du canal déférent, de l'artère spermatique et de quelques branches nerveuses du génito-crural ; sous le paquet veineux l'on passe un assez large ruban de toile pour l'isoler entièrement ; de la charpie sèche recouvre les veines et la plaie.

20 novembre. — Douleurs assez vives le long du cordon (10 centigrammes d'opium).

21 novembre. — Beaucoup moins de douleurs ; la bandelette de linge est remplacée par un ruban de caoutchouc.

22 novembre. — Les veines sont encore perméables au sang ; peu d'inflammation.

30 novembre. — Le paquet des veines forme un cordon dur par suite du retrait de leurs parois et de la formation de caillots dans leur cavité.

11 décembre. — Le paquet veineux est réduit à un cordon fibreux de la grosseur d'une sonde de trousse, qui s'amincit de plus en plus ; mais comme il semblait devoir tarder encore à se rompre, on l'étreint avec un fil qui le coupe ; mouvement fébrile assez prononcé.

19 décembre. — On découvre un épanchement pleurétique assez con-

sidérable dans le côté droit (ventouses, puis vésicatoires) ; l'épanchement se résorbe et le malade peut quitter l'hôpital, le 25 janvier 1868. La plaie de l'opération est entièrement guérie depuis longtemps. Le malade ne ressent plus aucune douleur et l'on ne trouve plus de traces de la cirsocèle.

Obs. IX. — *Cirsocèle.* — *Isolement simple.*

L... (Jules), 24 ans, entré le 21 mars 1868 dans mon service de clinique chirurgicale ; cirsocèle gauche datant de dix ans ; peu de douleur, si ce n'est à la suite d'une longue marche. Comme il a été refusé pour le service militaire, à cause de cette infirmité, il désire vivement en être débarrassé afin de pouvoir prendre du service dans l'armée.

Opération le 25 mars 1868. Deux artères existent, un ruban de caoutchouc de la largeur de trois centimètres environ est glissé sous le paquet veineux ; réaction fébrile le lendemain. Le soir, la température s'éleva à 39°4 ; le pouls à 110. La suppuration survient le troisième jour, elle est assez abondante et fétide (pansement avec le vin aromatique, puis cataplasmes).

28 mars. — Température de 28°2 le matin et 38°8 le soir, plus quelques légers frissons.

30 mars. — Sensibilité assez vive du ventre, léger ballonnement ; la sensibilité siége dans un espace assez restreint de la fosse iliaque *droite*, par conséquent du côté opposé à la cirsocèle opérée ; constipation ; température 38°2, pouls 92 (lavement purgatif, 10 sangsues sur le point douloureux, cataplasmes).

1er avril. — La peau de la partie inférieure des bourses noircit et se sphacèle dans l'étendue d'une pièce de 5 francs ; fièvre 39°4, pouls 104, face abattue.

2 avril. — La gangrène de la peau se limite, la portion sphacélée tombe et laisse le testicule à nu, mais parfaitement intact ; la suppuration est abondante.

5 avril. — Amélioration notable de l'état général (du 6 au 15 avril), progrès rapides vers la guérison. Le testicule se couvre de bourgeons charnus ; la peau des bourses, détachée dans une certaine étendue, est ramenée par glissement sur le testicule, et je la réunis par quelques points de suture ; tout se passe à satisfaction et bientôt le malade se lève et rend divers services dans la salle. Enfin, le 1er juin, la guérison est parfaite.

Obs. X. — *Cirsocèle.* — *Isolement simple* (1874).

M. V..., officier de cavalerie. Varicocèle dont les premiers symptômes remontent à la guerre d'Italie. Le testicule gauche, un peu diminué de volume, est très-sensible à la pression et le siége de tiraillements douloureux.

En février 1874, on constate à la partie supérieure du scrotum, à gauche, une tumeur allongée de la grosseur et de la longueur de deux noix superposées ; elle a tous les signes d'une cirsocèle.

Opération par l'isolement simple des veines du plexus pampiniforme.

Les jours suivants fièvre (39°2), douleurs générales ; suppuration d'une abondance extraordinaire; quatre pansements par jour et chaque fois on recueille plein un verre de pus. L'état général satisfaisant; à la partie inférieure, au-dessous du testicule, contre-ouverture et drainage.

A partir du 22 mars, la suppuration commence à diminuer ; le drain remplacé d'abord par un double fil est retiré ensuite. Le paquet variqueux isolé est dur et compacte.

Le 10 avril, deux mois après son entrée à l'hôpital, M. V... part entièrement guéri.

OBS. XI. — Cirsocèle. — Isolement simple.

L... (Lucien), 19 ans, habitant Épinal, entré à l'hôpital Saint-Léon, à Nancy, le 9 novembre 1874, dans le service de M. le professeur Rigaud. Cirsocèle gauche, qui l'avait empêché d'entrer dans les contribuions indirectes.

L'affection remonte à trois ans; mais depuis quelques mois, l'accroissement a été considérable. La tumeur a le volume d'un gros œuf, lorsque le malade s'est fatigué; gêne et pesanteur.

Testicule sain, quoique L... dise avoir remarqué une diminution de volume.

Opération comme d'ordinaire. On constate le développement considérable de l'artère spermatique, qui offre les dimensions de l'artère radiale au poignet ; deux veines de moyenne grosseur, qui étaient restées fort adhérentes au canal déférent, en ont été séparées avec quelques difficultés, sont isolées à part, au moyen d'un petit ruban particulier. La masse veineuse principale avait été soulevées avec le ruban ordinaire de caoutchouc ; pour tout pansement une éponge humide est maintenue sur la plaie au moyen d'une compresse.

Le 14 novembre, rougeur du scrotum, engorgement inflammatoire du cordon vers l'anneau inguinal; un peu de douleur abdominale de ce même côté ; température, 39°6 (8 sangsues sur le trajet inguinal).

19 novembre. — L'engorgement du cordon et la rougeur du scrotum ont diminué; pas de selle depuis le jour de l'opération (lavement avec de l'eau de savon, cataplasmes. Température le soir, 39°6).

16 novembre. — Pas d'évacuation d'urine, cependant la vessie ne paraît en contenir qu'assez peu; abattement, langue chargée, céphalalgie (limonade Roger, cataplasmes). Le malade urine spontanément dans l'après-midi.

19 novembre. — Suppuration de la plaie, un peu fétide : lavages avec ta solution d'hyposulfite de soude; scrotum gonflé, mais pas de collection purulente.

Les jours suivants l'état fébrile augmente et la température s'élève d'abord à 40° puis le 25 novembre elle atteint 40°4, et jusqu'au 1er décembre elle se maintient à 39°4.

3 décembre. — Gonflement, rougeur moindres.

Le paquet variqueux est dur et oblitéré et recouvert de bourgeons charnus.

5 décembre. — Ouverture d'un abcès dans le trajet inguinal, drainage.

7 décembre. — Ouverture d'une autre petite collection purulente située plus bas.

11 décembre.— Le cordonnet mince formé par le paquet veineux est étreint avec un fil qui le divise presque complétement, et le lendemain on en achève la section sans qu'il s'écoule une seule goutte de sang.

La plaie se retrécit et tout se recouvre de bourgeons charnus. Le testicule gauche, que L... disait avoir un peu perdu antérieurement de son volume, paraît maintenant un peu plus gros que le droit.

Nous ferons remarquer que l'élévation extraordinaire de la température, qui dépassa 40°, et qui se montra du 24 au 29 novembre (13e au 18e jour de l'opération) ne répondait à aucun phénomène grave: à peine quelques légers frissons et un peu de soif; la langue n'était pas sèche, la face n'était pas altérée, le ventre était souple, affaissé et point douloureux; le pouls était fréquent (120 pulsations), et élevé, mais il n'était pas irrégulier: ces phénomènes étaient l'expression du simple développement d'un phlegmon et de la formation d'une collection purulente dans le trajet inguinal; son ouverture et l'écoulement d'un pus de bonne nature amenèrent la défervescence, suivie de soulagement et d'amélioration très-rapides; suppuration phlegmoneuse.

Après les deux premiers cas d'isolement simple des veines saphènes (en 1852, l'un à la jambe, l'autre à la cuisse, et à partir de la première application de cette méthode à la cirsocèle), j'ai pratiqué dans une période de vingt années l'isolement simple, pour l'oblitération des varices des membres plus de 140 fois, et celui des veines du plexus pampimforme, 11 fois, dont la dernière est de 1874.

Parmi les faits relatifs aux varices des membres pelviens, je n'ai rapporté dans mon mémoire à l'Institut que celles qui pouvaient offrir quelque intérêt particulier. Ainsi, dans plusieurs cas l'isolement fut pratiqué, dans la même séance, sur la saphène interne et sur la saphène externe du même côté; dans d'autres, l'isolement porta sur la saphène interne d'un membre et sur la saphène externe de l'autre; parfois la saphène interne fut isolée à la cuisse et puis encore à la jambe du même côté, chez le même malade. Puis encore quelques-uns de ceux où la veine ne s'est pas rompue spontanément et est restée continue sous forme d'un cordonnet fibreux très-mince, ce qui s'observa un très-petit nombre de fois; soit encore quelques-uns de ceux où il est survenu le long de la veine une inflammation phlegmoneuse, généralement très-limitée, ou bien un peu d'érysipèle de la peau. Jamais nous n'avons vu de phlébite proprement dite; à moins qu'on ne veuille regarder comme telle l'inflammation qui s'est étendue le long du trajet des veines, mais toujours peu loin : dans tous les cas, s'il y a eu de la phlébite réelle, cela a toujours été une phlébite phlegmoneuse simple et oblitérative, dont l'oblitération constituait pour Tessier la terminaison nécessaire : jamais encore je n'ai vu de phlébite interne diffuse, ce point de départ le plus ordinaire des infections purulentes. Deux ou trois fois, nous avons eu des lymphangites, que l'application immédiate du vésicatoire sur tout le trajet des vaisseaux enflammés a toujours arrêtées presque instantanément; du reste, pour le dire en passant, j'ai de même toujours également ainsi arrêté les phlébites traumatiques des veines superficielles par l'application du vésicatoire qui doit toujours s'étendre au delà des limites de l'inflammation veineuse ou lymphatique.

Voilà donc, je pense, solidement établies les bases de la méthode que je viens m'efforcer de faire accepter; mon expérience me la montre jusqu'à ce jour d'une innocuité parfaite, lorsqu'on la considère en elle-même et comme elle s'est offerte à moi dans tous les cas où je l'ai régulièrement et exactement accomplie. Ceci ne veut pas dire que la section de la peau, la dissection minutieuse des veines, et toutes actions des applicata, des circumfusa, aussi bien que des autres éléments de l'hygiène et toutes autres circonstances prévues ou imprévues ne puissent parfois s'accompagner d'accidents plus ou moins sérieux, érysipèle, lymphangites, gangrène, pourriture d'hôpital, etc., accidents tant locaux que généraux. Ici et en quelque occasion que ce soit, l'opération que j'ai pratiquée déjà un bien grand nombre de fois, 11 fois pour des cirsocèles, par la méthode définitive de *l'isolement simple* du plexus pampiniforme et plus de 140 fois pour des varices des membres inférieurs, n'a jamais encore été suivie d'accidents funestes, lorsqu'elle a été accomplie comme elle doit l'être pour conserver toute sa valeur, c'est-à-dire quand, pendant l'opération, l'intégrité des vaisseaux à isoler reste parfaite, qu'ils ne sont nullement blessés, ce qui est le point important et qui constitue le fonds essentiel de la méthode.

Je dis cela avec la plus profonde conviction, mais je ne vous dois pas moins, et je dois à la vérité, de dire : 3 de mes autres opérés de varices aux jambes sont morts; toutefois je me dois aussi à moi-même d'ajouter aussitôt, que chez tous les trois les choses se sont passées de telle sorte que l'isolement simple que je voulais pratiquer fut manqué et s'accompagna de blessures des veines, ce qui fut le point de départ des accidents mortels. Oui, la blessure des veines est le véritable danger, et la méthode que je viens préconiser, lorsqu'elle est bien exactement pratiquée sans faute et sans accident, en met complétement à l'abri, du moins jusqu'à ce jour; je me crois donc autorisé à dire : dans ces trois cas malheureux, ce n'est pas la méthode qui en est responsable, c'est le chirurgien, c'est moi; mais alors si l'on voulait m'en faire un trop grand crime, ne pourrais-je pas dire avec J.-C. quand on lui amena la femme adultère : *Que celui qui est sans péché lui jette la première pierre !* et peut-être aussi lorsque vous connaîtrez tous les détails de ces accidents funestes, aurai-je quelque droit à votre indulgence. Ces trois cas, je vous les communiquerai immédiatement.

Voici les trois cas malheureux dont je vous donne seulement le résumé utile :

a) Obs.—Ève V..., femme de 68 ans, très-débilitée, entrée à l'hôpital de Strasbourg, le 10 mars 1865. En voulant isoler un paquet variqueux qu'elle portait au milieu du mollet droit, je déchirai une veine collatérale. L'écoulement du sang fut arrêté par une légère étreinte au-dessus et au-dessous de la blessure, au moyen de deux petits rubans de linge. Cette blessure vasculaire fut le point de départ des accidents graves qui amenèrent la mort.

b) Obs.—C'est en incisant la peau, dont je voulais agrandir l'ouverture, à l'angle inférieur, qu'ayant engagé ma sonde canelée entre la peau et la veine variqueuse, le bistouri glissé dans la canelure de la sonde vint piquer une ampoule variqueuse qui débordait le cul-de-sac de l'instrument et donna lieu à un abondant écoulement de sang qu'une compression suffisante fit cesser aussitôt. La piqûre de la veine n'en détermina pas moins une phlébite diffuse latente: des frissons survinrent, une infection purulente s'établit et le malade succomba.

c) Obs. — Charles M..., terrassier (19 février 1873). L'isolement fut pratiqué au niveau du confluent de plusieurs veines se rendant dans la saphène interne, au-dessous de la tubérosité interne du tibia; une branche anastomotique venant des veines profondes à travers une ouverture de l'aponévrose d'enveloppe des muscles de la jambe, et se rendant aux veines superficielles, ce que je ne pouvais pas voir, fut déchirée par la sonde canelée introduite sous les veines que nous avions isolées et sous laquelle nous voulions élargir le passage; voyant cela, nous glissâmes rapidement le ruban de caoutchouc que cette fois, vu les circonstances, nous serrâmes légèrement pour suspendre l'écoulement de sang, ce que nous obtînmes par une bien légère constriction. L'opération avait été faite le 21 février, tout semblait marcher à satisfaction, la petite plaie de l'opération était en voie de guérison, mais on vit au-dessous de la peau une petite collection de pus qui pourtant se vidait facilement au dehors.

Le 11 mars (15 jours après l'opération). — Frissons répétés et de plus en plus intenses; accidents pulmonaires.

Le 13. — Abcès au niveau de l'épitrochlée droite, douleurs dans la poitrine, etc.

Le 14. — La jambe gauche est gonflée et douloureuse.

Le 18 mars. — Nouvel abcès sur le métacarpe près de l'articulation de l'annulaire. Enfin abcès au mollet, infection purulente latente. Le malade succombe.

Peut-on hésiter à admettre que de tels malheurs ne seraient point arrivés si nous n'avions pas eu les accidents si regrettables de la déchirure de la veine anastomotique, dans ce troisième cas, de la piqûre du vaisseau dans le deuxième et la déchirure d'une collatérale affluente, dans le premier, lorsque nous voyons qu'aucun malheur n'a été à regretter et que même aucuns graves accidents n'ont été observés dans plus de 150 cas où l'isolement des veines variqueuses a été exécuté sans accident ni faute opératoire et très-généralement d'une façon fort simple?

Serait-ce aller trop loin et ne serais-je plus dans le vrai, si je disais: Les trois faits malheureux dont je viens d'indiquer les circonstances essentielles, loin de compromettre la méthode que je viens préconiser, ou d'en réduire en quelque chose la valeur pratique, n'en démontrent-ils pas plutôt l'excellence? car ils nous apprennent que le danger des opérations pratiquées sur les veines et particulièrement sur les veines malades, variqueuses, réside tout particulièrement dans la blessure, dans la lésion traumatique de ces vaisseaux, où nous ne l'avons jamais vu survenir, dans le très-grand nombre de cas où les veines, disséquées avec soin, n'ont nullement été blessées; et c'est précisément en cela que consiste essentiellement toute la valeur de la méthode du simple isolement dont je viens de faire connaître les résultats.

L'oblitération des veines spermatiques peut-elle amener l'atrophie du testicule ? A cette question je répondrai péremptoirement par l'observation de M. C... (*obs.* IV, 1re catégorie), où le testicule gauche, atrophié par suite du développement de la maladie, et qui était réduit à la grosseur d'un haricot de petite dimension, reprit tout son volume après la complète guérison. J'ajoute que, dans les onze cas d'opérations par le simple isolement, nous n'avons jamais observé la moindre diminution dans le volume du testicule. Enfin, d'après les renseignements ultérieurs que j'ai pu réunir touchant les malades opérés, soit à l'hôpital, soit dans ma pratique privée, chez tous, le testicule a conservé son volume normal, et ses fonctions de sécrétion sont restées normales ; plusieurs de mes opérés ont eu depuis lors un plus ou moins grand nombre d'enfants. Pour cela, je sais bien qu'un testicule suffit ; mais il vaut mieux que l'opéré les conserve tous les deux.

La circulation veineuse, quoique interrompue dans les veines spermatiques, n'en reprend pas moins son cours par les plexus veineux prostatiques, par les veines de la cloison, les veines honteuses internes et externes. D'une autre part, l'artère spermatique reste intacte, et avec elle les crémastérique et déférente continuent à nourrir le testicule.

On me demandera si les guérisons que j'ai obtenues ont été définitives ou seulement temporaires? Je puis répondre qu'elles ont été définitives et se sont parfaitement maintenues chez tous les opérés de cirsocèle, tant pour ceux de la première catégorie (isolement suivi de cautérisation), que pour ceux de la deuxième catégorie (isolement simple), dont j'ai eu des nouvelles plus ou moins longtemps après leur guérison, soit 4 de la première catégorie et 8 de la deuxième catégorie.

Des sept autres je n'ai plus entendu parler, depuis qu'ils m'eurent quitté, 4 de la première catégorie, 3 de la deuxième. Ne serait-ce pas peut-être le cas de dire : Pas de nouvelles, bonnes nouvelles.

Les conditions anatomiques particulières aux cirsocèles militent en faveur de l'espoir que chez tous les guérisons se sont maintenues comme chez ceux qui m'en ont ultérieurement assuré.

Toutes les veines du plexus pampiniforme sont oblitérées définitivement, puisque le paquet est rompu ou parfois transformé en un cordon fibreux, solide et plein, et qu'il ne reste plus que des veinules, presque des capillaires pour reporter le sang du testicule dans les grosses veines du bassin, par l'intermédiaire du pelxus veineux prostatique, des veines de la cloison des bourses, des honteuses interne et externe : l'artère spermatique restée intacte et la crémastérique et la déférente continuent de nourrir le testicule, qui, dans les cas où il s'était atrophié, sans doute par la gêne extrême apportée à la circulation libre dans l'organe sécréteur du sperme et par le fait de l'état variqueux de ces veines, a pu reprendre son volume normal, par suite du rétablissement d'une circulation régulière.

Pour ce qui est des résultats définitifs et tout à fait éloignés des oblitérations des veines variqueuses des membres, je dois avouer d'abord qu'il ne m'a été donné de suivre ou de revoir au bout d'un long temps qu'un petit nombre des opérés; cependant, j'en ai revu plusieurs : je puis en compter une quinzaine seulement sur 140 ; chez aucun les veines oblitérées ne sont redevenues perméables dans leurs branches principales, où nous avions constaté la formation de coagulums après l'opération; dans cinq cas, de nouvelles varices s'étaient développées dans des branches collatérales, qui n'étaient nullement variqueuses au moment de mon opération.

D'autre fois, la saphène externe, qui n'était pas variqueuse lorsque j'avais oblitéré la saphène interne, l'était devenue ; je les oblitérai secondairement plus tard. Dernièrement, j'ai retrouvé dans une salle de la clinique chirurgicale de Nancy deux de mes anciens opérés de Strasbourg : sur l'un, la guérison parfaite se maintenait

depuis plus de quatre ans ; chez l'autre, l'ulcère dont il était autre-
fois porteur s'était rétabli, et son membre était couvert de varico-
sités, mais peu de varices à proprement parler.

Pour quelques autres que j'ai revus, de petits ulcères s'étaient
produits après un certain temps et avaient remplacé, en quelque
sorte, les vastes ulcérations qu'ils avaient eues : un autre,
enfin, avait été repris de son vaste ulcère ancien, qui semblait
entretenu par de nouvelles varices.

Je terminerai ce travail par l'observation de ce cas tout à fait extraordinaire auquel je faisais allusion, quand je disais, en commen-
çant, que« cette méthode a rempli, dans une circonstance extrême-
« ment grave, et qui semblait devoir être le plus éloignée qu'on
« puisse l'imaginer de son ressort d'action, des indications formelles
« avec un succès complet et dont on n'aurait jamais pu, de prime
« abord, apprécier l'efficacité.»

Obs. — Dans le courant de l'année 1865 ou 1866, je fus appelé par M. le
docteur Roudolphi, mon ancien élève particulier dans le service de la
clinique chirurgicale de Strasbourg et qui résidait alors à Benfeld, maintenant à Dornach, près de Mulhouse, pour voir un homme jeune, d'une
trentaine d'années, qui dans quinze jours, et à huit jours d'intervalle,
avait éprouvé trois fois les plus redoutables accidents d'asphyxie im-
minente, mais que des révulsifs puissants avaient heureusement dis-
sipés chaque fois, lorsque l'on croyait déjà le malade perdu.

Dans l'intervalle de ces accidents et pendant cinq à six jours, chaque
fois, le calme s'était aussi complétement rétabli que possible, après de
tels dangers. Le docteur Roudolphi ne doutait pas que tous les phénomènes qu'il avait observés he dussent être attribués à des embolies
parvenues dans les artères pulmonaires. Mais où était leur point de
départ ?C'était la première grande difficulté à résoudre ; et puis, l'eût-on
déterminé, qu'eût-on pu faire pour sauvegarder le malade ?

Quand tous ces détails me furent connus, j'arrivai à la même conviction que mon confrère ; c'était bien aussi pour moi, et à n'en pas
douter, des accidents dus à des embolies pulmonaires qui avaient, à
trois reprises, menacé l'existence de ce jeune homme. Après l'examen
attentif et minutieux de la poitrine, le malade était alors parfaitement
calme ; après l'examen du cœur et de toutes les branches artérielles
accessibles au toucher et à l'auscultation, nous procédâmes à l'examen
des veines du cou : tout était dans l'ordre ; nous ne voulûmes pourtant
rien négliger dans cet examen et nous découvrîmes complétement le
malade, que nous avions fait coucher sur son lit. Alors (et tout le monde
partagera notre surprise) nous trouvâmes toutes les veines superficielles du membre inférieur gauche énormément dilatées et flexueuses,
depuis les malléoles jusqu'au triangle de Scarpa, et jusqu'à l'abou-
chement de la saphène interne dans la crurale ; cette saphène avait
la grosseur de mon pouce dans toute sa portion crurale ; en outre,
il existait, à la partie interne inférieure de la cuisse, au-dessus du

genou, un phlegmon aigu, de la grosseur d'une orange et qui certainement enveloppait la saphène. Tout dès lors nous fut connu et expliqué ; l'inflammation phlegmoneuse avait déterminé, à diverses reprises la formation d'un coagulum entraîné par le *vis à tergo* de la circulation veineuse, et qui n'ayant pu être arrêté, dans sa marche, par les valvules, en raison surtout de l'énorme dilatation de la veine, jusqu'à son entrée dans la crurale, avait cheminé jusqu'au cœur, l'avait traversé et avait enfin pénétré dans l'artère pulmonaire ; de là tous les accidents redoutables.

Quelle conduite avions-nous à tenir en face d'une situation pareille ? je n'hésitai pas un instant : il fallait oblitérer la veine saphène, au-dessus du phlegmon, par son complet isolement ; cela fut accepté et j'y procédai en isolant la saphène interne au milieu de la longueur de la cuisse, dans une étendue de 3 à 4 centimètres. L'opération fut très-simple et rapide, malgré la crainte, trop bien fondée, de blesser le vaisseau ou de le voir se rompre sous nos yeux, dès qu'il fut découvert, tant sa paroi était mince : je ne saurais mieux la comparer qu'à la plus fine pellicule d'oignon ; je fus assez heureux pour éviter un tel malheur ; pendant les quelques moments que la veine resta découverte, nous eûmes la grande satisfaction de voir sa paroi se rétracter, perdre sa redoutable transparence et le vaisseau diminuer de la moitié de son calibre ; un ruban de linge large de deux travers de doigt fut passé sous le vaisseau isolé dans toute sa circonférence, un peu de charpie fut posée dessus et quelques tours de bande la maintinrent. Un cataplasme froid recouvrit le phlegmon et le plus complet repos fut recommandé au malade.

A la visite que je fis au malade, le cinquième jour après l'opération seulement, je fus effrayé quand on m'apprit que la veine s'était rompue depuis le matin et que le ruban de linge était tombé. Je ne pouvais guère croire qu'en si peu de temps les caillots oblitérateurs fussent assez solides et suffisamment retenus dans la veine pour nous donner toute sécurité. Le 7e jour, je revins : tout s'était bien passé, et la plaie était déjà très-avancée vers la cicatrisation. Enfin je revis l'opéré quinze jours après l'opération : la plaie de l'isolement était fermée, aucun accident local ni général n'était survenu ; le phlegmon avait suppuré ; nous l'ouvrîmes et nous trouvâmes des caillots sanguins mêlés au pus.

Trois mois après, quand je revins visiter ce jeune homme, il était parfaitement guéri ; les veines de tout le membre gauche étaient remplies de coagulums ; il montait à cheval et avait repris depuis longtemps ses travaux d'agriculteur.

Les réflexions que nous pourrions joindre ici paraîtraient certainement superflues.

Je ne saurais me dispenser, avant de finir, de satisfaire au désir que m'ont exprimé des personnes essentiellement compétentes, qui veulent que j'insiste sur ce fait important, mis en relief dans presque toutes les observations d'isolement des veines des membres inférieurs que renferme mon mémoire adressé à l'Institut, et

dont, pour abréger, je n'ai donné ici que deux ou trois ; par suite
on ne trouve pas assez mis en évidence le fait de la surprenante
rapididité avec laquelle guérissent tous les ulcères et toutes les
affections de la peau, du tissu cellulo-graisseux, et même du périoste,
sur lesquelles la dilatation variqueuse exerçait une fâcheuse influence, soit en les aggravant, soit en les empêchant de guérir.

Je crois donc devoir le signaler ici d'une façon toute particulière.

APPENDICE.

Depuis le jour où je lus le présent mémoire à la Société de chi-
rurgie, mes honorés collègues, M. le professeur Gosselin, M. le
professeur Richet et M. Cruveilhier, eurent la gracieuse obli-
geance de me fournir l'occasion d'opérer dans leurs services, à la
Charité, à l'Hôtel-Dieu et à Saint-Louis, plusieurs malades affectés
de varices aux membres inférieurs, accompagnées soit de grands
ulcères, soit de moindres ulcérations aux jambes. Ainsi j'exécutai
l'isolement des veines sur trois malades à l'hôpital Saint-Louis
(deux saphènes internes à la cuisse, une saphène interne à la jambe).
Trois autres, en présence de M. le baron Hyppolite Larrey, furent
opérées à la Charité (une saphène interne à la cuisse, deux saphènes
internes à la jambe, au-dessous du genou). Peu de temps après,
le 30 juin, M. le professeur Gosselin en opéra une quatrième (saphène interne au-dessous du genou), et le même jour, dans le
service de M. Richet, à l'Hôtel-Dieu, j'isolai la saphène interne et
la saphène externe, à la jambe, sur le même individu et dans la
même séance.

Tous les résultats ont été parfaitement satisfaisants : les veines
se sont oblitérées dès les premiers jours sur toute la longueur du
membre, haut et bas ; puis elles se sont rompues, les unes du sixième
au septième jour ; d'autres du dixième au quinzième jour, et sur
l'un des opérés, nous avons, après deux semaines, étreint avec un
fil la veine non encore rompue, et qui le fut bientôt après ; chez
tous la guérison est assurée ; les ulcères se sont rapidement
cicatrisés, et les résultats ne laissent rien à désirer.

Enfin, tout récemment, M. Cruveilhier vient de pratiquer, dans
son service à l'hôpital Saint-Louis, l'isolement de la veine saphène
interne au tiers inférieur de la cuisse, sur deux de ses malades, et
toujours avec le même bonheur et le même avantage que dans les
cas précédents.

P. Rigaud.

Paris, le 15 juillet 1875.

Paris.— Imp. Paul Dupont, rue Jean-Jacques-Rousseau, 41. (109, 7-5.)